AF140400

„Therapie" im Alltag

Johannes Maierhofer

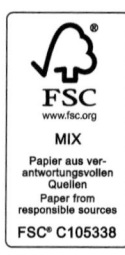

Bibliografische Information der Deutschen Nationalbibliothek:
Die Deutsche Nationalbibliothek verzeichnet diese Publikation in
der Deutschen Nationalbibliografie; detaillierte bibliografische
Daten sind im Internet über http://dnb.dnb.de abrufbar.
© 2019 Johannes Maierhofer
Grafik: Elena Prattes
Herstellung und Verlag: BoD – Books on Demand, Norderstedt
ISBN: 978-3-739249605

VORWORT

„Zahlt es sich aus?"

Das habe ich mich nach dem Schlaganfall oft gefragt – vor allem dann, wenn ich mich in den Therapien geplagt habe. Immer, wenn es so war, bin ich enttäuscht gewesen und habe zu wissen geglaubt, dass Anstrengung sowieso keinen Sinn haben würde. Die guten Ratschläge der Therapeuten waren mir wurscht.

„Was sollen sie auch anderes sagen?"

Voller Neid habe ich aber doch auf die geschielt, die Fortschritte gemacht haben.

„Eh klar … die Musterschüler".

Im Vergleich zu ihnen bin ich mir armselig vorgekommen. Ich habe versucht, nicht an sie zu denken.

Sie sind mir aber trotzdem nicht aus dem Kopf gegangen.

„Könnte das, was ihnen gelungen ist, nicht auch für mich möglich sein? … an den Therapeuten kanns nicht liegen … liegts vielleicht doch an mir?"

Im Stillen wäre ich auch gern einer dieser Erfolgreichen gewesen.

Schließlich habe ich mir gesagt

„Wenn sich schon alle anderen bemühen, solls an mir nicht scheitern!"

Ich habe mir vorgenommen, zumindest bei den Therapien mitzumachen.

„Werd ma sehen … was es bringt" habe ich mir aber ein „Hintertürl" offengelassen.

In meiner Phantasie habe ich mir auszumalen angefangen, was möglich werden könnte. Ich habe mir die tollsten Sachen vorgestellt.

So habe ich mir Mut gemacht. Keiner meiner Helfer wollte mir aber was versprechen. Das ließ mich wieder zweifeln.

„Die glauben auch nicht dran … …vielleicht nützt es doch nichts?"

Ich war hin- und hergerissen.

Andererseits habe ich mir aber auch gedacht: „Eigentlich kann ich nur gewinnen …, wenn ich mich nicht anstrenge, kann es kaum besser werden."

Je öfter ich mir das gedacht habe, umso mehr ist mir auch klargeworden, dass, wenn ich nichts tue, meine Wünsche höchstwahrscheinlich nicht Wirklichkeit werden.

Auf einmal hat mich der Ehrgeiz gepackt.

„Wenn schon – denn schon!"

Mich hat öfters ein Freund besucht. Er ist auch eingeschränkt – hatte aber nach einem Unfall einen vorbildlichen Werdegang.

„Stell dich der Realität … es ist, wie es ist" hat er gesagt. „Machs Beste draus … und tu das, was dir Freude macht."

Im ersten Augenblick war ich angefressen über das, was er mir gesagt hat. Im Hinterstübchen wusste ich aber, dass er weiß, wovon er redet.

„Es ist wie es ist!" habe ich mir letztendlich eingestehen müssen.

Damit hat meine „Reise zurück ins Leben" angefangen.

Mut gemacht hat mir auch der Gedanke, dass es nur bergauf gehen kann, wenn man schon ganz unten ist.
Immer wenn es mir schlecht gegangen ist, habe ich mir das laut vorsagt – mir sozusagen Mut gemacht.
Schlagartig habe ich angefangen, die Therapeutinnen und Therapeuten mit anderen Augen – als Glücksfall – zu sehen.
„So kompetente Helfer!"

Schließlich war ich auch froh, dass ich überhaupt zum Lernen und Üben in der Lage war.
„Ich kann Neuland erobern"

Es ist ja wirklich eine wunderschöne Tatsache, dass es bis heute immer nur bergauf gegangen ist.
„Ich habe Grund zur Freude!

Wer hätte gedacht, dass ich jemals wieder ein selbstbestimmtes Leben führen kann? – ich nicht!"

- *Stelle Dich den Gegebenheiten!* Ich will nichts schönreden, nicht in eine Wunsch- oder Traumwelt flüchten! Ich bin mir die Wahrheit schuldig!

- *Gib Dein Bestes!* – Egal was ich tue – nur mit Bemühen kann was draus werden!

- *Mach das, was dich freut!* Ich will mein Freund sein! Für mich soll mir kein Weg zu weit sein!

- *Sei eigenverantwortlich und mutig, aber auch vorsichtig!*

- *Erkenne deine Grenzen!* Ich will weder „nach den Sternen greifen" noch übervorsichtig sein!

- *Wage Abenteuer!* – Ich will die Welt erobern! – zwar mit beschränkten Möglichkeiten! – aber unterkriegen lass ich mich nicht!

- *Gehe keiner Anstrengung aus dem Weg!* Eines ist sicher: Mit Bequemlichkeit und Komfort kann ich mein Ziel nicht erreichen!

- *Was dauerhaft funktionieren soll, braucht Wartung!* Gottseidank gibt es Therapien – quasi „Servicemöglichkeiten"!

- *Ich bin verantwortlich für alles, was ich denke oder tue!* Niemand anderer – nur ich selber – kann ein „Stehaufmännchen" aus mir machen!

Die Lage ist nie hoffnungslos!

Bemühen zahlt sich aus!

Unmöglich ist gar nichts!

Johannes Maierhofer

STELLE DICH DEN GEGEBENHEITEN!

Jeder sieht die Welt so, wie er sie gern hätte. Das ist normal. Da kann es natürlich vorkommen, dass etwas Wichtiges zu Unwichtigem wird, man etwas ignoriert, schönt oder Gewünschtes einfließen lässt. Jeder hat seine eigene Sichtweise:

"Ich glaube … meiner Meinung … wennst mich fragst … ich sehs so …"

Wer kennt das nicht?

Nach dem Schlaganfall habe ich mir nichts sehnlicher gewünscht, als gesund zu werden.

Als ich wieder zu mir gekommen bin, habe ich mir vorgeredet:

"Es ist eh nicht so schlimm … wenn ich wieder gesund bin, werde ich …"

Ich habe von allem Möglichen geträumt. – dass ich nur liegen … mich nicht bewegen … nicht atmen … nicht schlucken … nicht reden … kann, habe ich verdrängt.

Auch die Leute, die mich besucht und davon geredet haben, was wir in Zukunft alles unternehmen werden, haben mich bestärkt. Ich bin anfangs wirklich davon ausgegangen, dass das einmal wahr werden könnte. Erst nach und nach hat mir gedämmert, dass das eigentlich gar nicht sein kann.

Ein Freund, der mich öfters besucht hat, hat diese Träumerei mit einem Schlag beendet. Ich muss vorausschicken, dass er kein "normaler Freund" ist. Er hat von einem Unfall eine dauerhafte Beeinträchtigung davongetragen und seine zweite Chance „Wunder – bar" genutzt.

"Schau den Tatsachen ins Auge. ... überleg dir, was möglich ist!" hat er gesagt.
Trotz meines Zustandes, bin ich überzeugt gewesen, dass für mich sowieso alles möglich ist.
Aber dann hat er hinzugefügt:
"Denk dran, dass du nicht mehr reden, nicht gehen und nicht atmen kannst ..."
„Er versteht mich nicht"

Er hat meine Träume zerstört.

"Jetzt geht vieles noch nicht … aber bald … das sagen alle" habe ich mir eingeredet.

Im Stillen hatte ich aber doch Zweifel.

"Sagen das wirklich alle? … wer, zum Beispiel?"

Mir ist niemand eingefallen. Zähneknirschend habe ich mir eingestehen müssen, dass das nur ich glaube.

"Die haben keine Ahnung" habe ich mir trotzig gedacht.

"Sie werden schon sehen …"

Je mehr Zeit vergangen ist, desto mehr habe ich feststellen müssen, dass es wirklich so ist, wie mein Freund gesagt hat. Auch die, die mich gepflegt haben, haben mich wie einen Schwerkranken behandelt.

Da ist mir einmal mehr klar geworden:

"Es ist, wie es ist!"

Das war eine wesentliche Erkenntnis für mich. Sie war so bedeutungsvoll wie der Schlaganfall.

So ist es mir nicht erspart geblieben, der Realität „ins Auge zu schauen". Ich bin langsam in meiner neuen Welt angekommen! Da ist mir schwergefallen!

Schwer war es aber nicht nur für mich, auch andere hatten ein Problem damit.

Mich haben Leute besucht, die freundlich zu mir sein wollten und mir Hoffnung machen wollten:
„Man merkt fast nichts mehr vom Schlaganfall … es ist schon wieder beinah so wie vorher … du bist schon fast wieder der Alte".

Da habe ich mir gedacht
„Es ist zwar nett, was du sagst, aber ich weiß, dass es nicht so ist!"

Ich hatte keine Angst mehr vor der Wahrheit!

GIB DEIN BESTES!

Als mein Freund mir das geraten hat, habe ich mir gedacht:

„Das sagt sich so leicht"

Mir war nicht klar, was das soll.

„Was meint er damit?"

Er hat mich öfters im Spital besucht und jedes Mal – manchmal „nur durch die Blume" – gesagt, dass ich das, was ist, akzeptieren muss und aus meiner Lage das Beste machen soll.

Mir ist aufgefallen, dass er aus seiner eigenen Beeinträchtigung kein Hehl gemacht und auch nicht „Mitleid geschunden" hat. Nur ganz selten hat er überhaupt davon geredet.

Eines war mir klar:

„Er hat aus seiner Lage das Beste gemacht!"

Ich habe nicht das Gefühl gehabt, dass ihm was fehlen würde. Er hat oft davon geredet, was ihn beschäftigt oder interessiert.

Er hat zum Beispiel von seiner Ausbildung zum Arzt, von der Jagerei, vom Beruf, von der Familie … erzählt.

Ich glaube, dass er meine Gedanken auf das Leben lenken wollte. – so als hätte er mir sagen wollen: „Schau, was alles möglich ist!"

Ich bin ihm sehr verbunden. Er hat mich vom „Abgrund des Nichtkönnens" weggeführt und mir mit seinen Erzählungen Gusto auf das Leben gemacht. – mich sozusagen mit Zuversicht „geimpft".
An ihm habe ich gesehen, dass auch ein „zweites Leben" wunderbar sein kann. – jedenfalls nichts ist, vor dem man flüchten muss!

Langsam ist mir klargeworden, dass ich, wenn ich mir eine Zukunft geben will, mich mit meinen künftigen Möglichkeiten auseinandersetzen und meinem „zweiten Leben" auch einen Sinn geben muss.
„Ich bin verloren, wenn ich im „Morast des Nichtmehrkönnens" versinke und mir als armer Beeinträchtigter vorkomme" habe ich mir gesagt.

Von meinem Freund habe ich auch erfahren, dass er nach dem Unfall vor der gleichen Aufgabe gestanden ist, sich aber besonnen und am Riemen gerissen hat. Ebenso wie ich, hat er auch vieles neu lernen müssen.

„Es hat sich aber ausgezahlt" hat er gesagt.

„Tatsächlich …inzwischen sieht man ihm das „Beeinträchtigt sein" kaum mehr an!"

Er ist ein begeisterter Schifahrer, tanzt, jagt, macht Bergtouren, versieht seinen Dienst, hat eine reizende Familie, und überdies auch noch Zeit für mich …

„Soweit möchte ich auch kommen" habe ich mir vorgenommen.

Vor allem hat mich beeindruckt, dass er sich nicht hat hinunterziehen lassen und sich nichts geschenkt und jede Herausforderung angenommen hat!

„Wenn möglich, will ich es auch so halten! … Ich will mich auch nicht unterkriegen lassen! … Gejagter oder Jäger – was bin ich? … Opfer oder Herr meines Zustandes?"

Nachdem für mich klar war, dass ich „mein eigener Herr" sein will, zweifelte ich keinen Augenblick und sagte mir voller Selbstbewusstsein:

„Ich bin stark! … und gebe mein Bestes!"

MACH DAS, WAS DICH FREUT!

Ich soll tun, was mich freut.

„Dafür zahlt es sich aus, dass du dich anstrengst"

hat mein Freund gesagt.

Vor der Krankheit war das für mich keine Frage. Da habe ich sowieso nur getan, was mir Freude gemacht hat.

Aber nach dem Schlaganfall habe ich nichts damit anfangen können.

„natürlich nur das, was möglich ist ... stelle alles in Frage! ... überleg dir, was du in Zukunft machen möchtest!"

„Ich soll tun, was mir Freude macht ...?" das war neu für mich.

„Schau *mich* an" hat er gesagt „Ich tu was für die Familie ...gehe jagen ... esse gern ... und ich Glückspilz ... kann arbeiten"

„Ja wirklich ..." musste ich neidvoll zugeben.

„Denk nach ... was für dich noch möglich ist"

Sabine, meine Frau, ist dabeigesessen, hat genickt und geflüstert „Werd ma sehen …".

Ich kann mich noch gut daran erinnern, dass sie dabei – ich nehme an ungläubig – die Stirn gerunzelt hat.

„Die trauen mir nichts zu!"

Ich bin alles durchgegangen, was ich gern getan habe:

„*Jagen*? – nein, das wird nicht mehr möglich sein!

Fischen – nein, das geht auch nicht mehr!

In den Wald gehen? – wäre schön! … aber dafür müsste ich gehen können!"

Ich war am Boden zerstört. Nichts von dem, was ich gern getan habe, schien noch möglich zu sein.

„Was soll ich tun?"

Mir war nach Weinen zumute!

In meiner Not habe ich angefangen, intensiv über das, was noch möglich werden könnte, nachzudenken.

„Was könnte mir Freude machen? … was könnte noch gehen?"

Tagelang habe ich mich mit nichts anderem beschäftigt.

Dabei habe ich mir unendlich leidgetan.

„Wenn ich wieder stehen, gehen, schlucken … könnte, könnte schon das eine oder andere möglich werden!"
Das, was für mich anfangs nur ein schwacher Trost war, ist langsam zur „Notmaßnahme" geworden.
„Gut … dann tu ich halt bei den Therapien mit"
Zugegeben: Mir ist nichts Besseres eingefallen. Aber insgeheim habe ich schon gehofft, dass es was bringt.

Schlagartig habe ich angefangen, meine Lage mit anderen Augen zu sehen.
„Es ist noch viel Luft nach oben! … ich hab jeden Tag die Chance auf Erfolg" habe ich mir gedacht und wie ein Besessener das in den Therapien Gelernte zu üben angefangen.
„Vielleicht bringts was!"

Schon nach einiger Zeit ist es unübersehbar geworden: ich habe wieder selbständig zu atmen angefangen, ein paar Wochen später war es möglich, mich von der Kanüle zu entwöhnen, ich habe es geschafft, aufzustehen und ein paar Schritte zu gehen. Nach einigen Monaten konnte ich wieder schlucken und essen, und Jahre später habe ich es sogar geschafft, mit dem Dreirad zu fahren und ohne Gehhilfe zu gehen!

Jeder dieser Fortschritte war eine „Mutinjektion" und Ansporn für Weiteres!
Mich hat gedürstet nach derartigen Erfolgen!

Bis heute hat mich dieses „Vorwärtsstreben" nicht mehr losgelassen!

Ein Ergebnis davon ist „die Therapie im Alltag"!
Auch da habe ich Freude am Erfolg!

Inzwischen bin ich voll damit beschäftigt, das zu tun, „was mich freut", wie mein Freund gesagt hat.

SEI EIGENVERANTWORTLICH, ABER AUCH VORSICHTIG!

Man sagt, dass „jeder seines Glückes Schmied ist".

Auch ich habe so geredet.

Gleich nach dem Schlaganfall waren mir solche Weisheiten aber egal. Ich war in den ersten Tagen bei Bewusstsein voll damit beschäftigt, mit meiner Lage zurechtzukommen.

Mit der Zeit habe ich mir aber dann aber doch die Frage gestellt, was aus mir werden soll und wie es mit mir weitergeht … vor allem: was ich mit meinen Möglichkeiten anfangen könnte.

Es hat mich beschämt, dass andere für mich haben sorgen müssen.

Sie haben mir aber nicht nur geholfen – nein – einige von ihnen haben uns – meine Frau und mich – auch mit „guten Tipps" überhäuft!

Diese Hilfe ist aber mehr und mehr zu unserem Problem geworden. Das Meiste davon war uns nicht recht!

Ich konnte diese „guten Tipps" zwar hören, aber nichts sagen – nicht nicken, auch nicht kopfschütteln.

„Vielleicht kommt es eh anders" habe ich gehofft.

Besonders schrecklich war für mich, wenn jemand nicht „*mit mir*", sondern „*über mich*" geredet hat.

„Das wäre das Beste für *ihn*" wurde gesagt. „*Er*" – damit war ich gemeint. „Dann soll *er* … „

„Ich bin kein Mensch mehr … keiner, *mit dem* jemand redet … nur mehr ein „*er*"!

Das hat mir, sooft ich das gehört habe, weh getan.

Ich konnte mich aber nicht wehren!

Oft war auch die Rede von dem, was gut für mich wäre.

Meine Wünsche schienen dabei egal zu sein. – es sah so aus, als wäre es wichtig, dass die „Selbsternannten" damit glücklich sind.

Auf mich ist es da nicht angekommen – ich hatte das, was sie wollten, in ihren Augen zu akzeptieren!

„Kann sich jemand vorstellen, was ich möchte? … was mir am Herzen liegt?" hätte ich am liebsten geschrien, wenn die „Gutmeinenden" von sich gegeben haben, was sie denken und uns – meine Frau und mich – mit „guten Ratschlägen" bombardiert haben.

Ich hatte Angst, dass ich diesen Tippgebern eines Tages ausgeliefert sein könnte.

In dieser Sache konnte ich mich aber auf die Hilfe meiner Frau verlassen. Sie hat mich nicht enttäuscht! Sie war mein „Schutzschild"! – Danke!!

Im Nachhinein muss ich sagen, dass das zwar eine schwere, aber auch wertvolle und lehrreiche Zeit war!

Eine, in der ich alles, was andere wollten, zu akzeptieren hatte, keinen Laut – weder eine zustimmende noch eine ablehnende Geste – von mir habe geben können aber über vieles nachgedacht habe.

„Sollte ich eines Tages wieder dazu in der Lage sein, will ich meines Glückes Schmied sein." habe ich mir geschworen.

Das war meine Hoffnung – an sie habe ich mich geklammert!

In der Phantasie habe ich mir auszumalen angefangen, was ich machen würde, wenn ich wieder stehen, gehen, reden, schlucken … könnte. Diese Träume waren meine „psychischen Helfer".
Sie haben mich vor dem Verzweifeln bewahrt!

Wie durch ein Wunder sind meine Träume langsam Wirklichkeit geworden! Die Wünsche sind – einer nach dem anderen – in Erfüllung gegangen!

Für meine „Tippgeber" war das aber nicht unproblematisch!
„Gscheiter wärs so, wie ich gesagt hab … aber er und sie wollen ja nicht hören!" haben sie sich beklagt. Sie waren beleidigt, dass ihre guten Ratschläge für uns keine Bedeutung gehabt haben.
Mir war ihr Wehklagen egal. Außerdem habe ich meine Meinung sowieso nicht mitteilen können.
Wir – meine Frau und ich – haben uns an das gehalten, was uns kompetente Helfer geraten haben.

Das Erste, was ich getan habe, war, dass ich innerlich mit dem Bisherigen abgeschlossen habe. Das war sozusagen mein „Abschied vom alten Leben".

Ich habe gewusst:
„Wenn ich was Neues anfangen will, muss ich zuerst das Alte abschließen"
Mit Anstand, nicht unkritisch und auf keinen Fall mit Gram oder Hader.
Nicht nur das Alte geht zu Ende – es war auch ein Neuanfang! Und dem wohnt ja bekanntlich ein Zauber inne …!
„Ich will das Neue nicht mit Beleidigtheit anfangen …nein … mit Entschlossenheit und Siegeswillen … und mich nicht in die Knie zwingen lassen!"

Als Nächstes habe ich angefangen, mein bisheriges Leben kritisch zu betrachten.
Manches von dem, was ich gemacht habe, ist mir nicht mehr toll vorgekommen.

„Ein Häftling sitzt auch nicht mehr, als *ich* vor dem PC gesessen bin … eine Prostituierte tut gegen Geld auch nicht mehr, als *ich* getan habe …"

Gleichzeitig habe ich mir die Zukunft schmackhaft zu machen versucht.

„Ich fahre nicht mehr mit dem Auto – ebenso wie der Papst oder der Bundespräsident!

Ich musste künstlich ernährt werden:

„Ich frühstücke im Schlafen … wer kann das schon?"

Mit solchen Gedanken habe ich es geschafft, „die Kurve zu kratzen".

Mein Gefühl hat mir gesagt:

„Übernimm Eigenverantwortung … auch wenn Andere niedergeschlagen sind – hab Du eine positive Sichtweise! … ich will nicht als Verlierer neu anfangen!"

Mit hoffnungsvollem Blick nach vorne, ist mir das Lernen und Üben von Tag zu Tag leichter gefallen. Es war kein Problem für mich, von Dingen Abschied zu nehmen, die vor meiner Krankheit noch selbstverständlich gewesen sind, aber nun nicht mehr möglich waren. Außerdem hat mich der „Blick zurück" stark gemacht:

„Das Schwerste habe ich schon hinter mir".

Viele in meiner Umgebung haben es nicht verstehen können, dass ich trotz allem meine Begeisterung für Neues nicht verloren habe.

Ich habe meine Chancen im Auge gehabt – habe mich innerlich gestärkt – für die Reise ins Neuland! Das haben sie nicht verstehen wollen. Sie wollten, dass ich es möglichst gut habe und mich auf keinen Fall anstrenge.

Für mich hat ein neues Leben angefangen, als ich gehen gelernt habe.

„Gewicht rechts, Gewicht links, Gewicht rechts, Gewicht links, …"

Das war anfangs schwer.

Ich musste, weil ich so wackelte, vorsichtig sein.

„Wackeln beruhigt!"

Dem haben die Therapeutinnen aber nichts abgewinnen können.

„Vorsicht" war stattdessen das oberste Gebot!

„Keinen Unfall … keinen Rückschritt … nicht leichtsinnig sein"

habe ich mir gesagt und „mich eingebremst", wenn mich der Hafer gestochen hat.

Auch das war Eigenverantwortung für mich:

„Ich kann mir vertrauen – und mich auf mich verlassen – dass ich lerne und übe … mich aber auch einbremse, wenn es gefährlich wird!"

ERKENNE DEINE GRENZEN!

Nach dem Schlaganfall habe ich angenommen, dass ich alles, was ich was ich vor meiner Krankheit gemacht habe, noch kann. – so wie ich es gewohnt war!

Als ich aber mitbekommen habe, dass ich krank und im Spital bin, war das ein Schock für mich.

Dann habe ich auch noch bemerkt, dass ich nichts sehe.

Das war, als hätte mir jemand den Boden unter den Füßen weggezogen!

Auf einmal ist alles anders gewesen, als ich geträumt habe:

Da habe ich sehen können, war gesund und habe alles Mögliche getan.

„Und was ist jetzt?"

Ich kannte mich nicht mehr aus.

„Was ist Traum … was Realität?"

Ich hatte keine Ahnung – bin herumgeirrt zwischen meiner Traumwelt und der Wirklichkeit.

Schlussendlich ist mir aber nichts anderes übriggeblieben, als im „Leben" anzukommen. Ich bin gezwungenermaßen mit meinen „neuen Grenzen" konfrontiert worden.

Das war niederschmetternd! – ein riesiges „Frusterlebnis"!

Mir ist klar geworden, dass ich, wenn ich wieder „nach oben" will – wenn es mir überhaupt gelingt – noch einen weiten Weg vor mir habe. Auch der Gedanke, dass ich dabei nur gewinnen kann, hat mich da kaum getröstet.

Nach Monaten, vielen Therapien und intensivem Üben hat sich aber ein ganz anderes Bild gezeigt. Ich war damals zwar noch gezwungen, ein Leben „ohne Reserve" zu führen, habe aber gelernt, mich „nach der Decke zu strecken".

Es hat mir große Hoffnung gemacht, dass Vieles, was noch Wochen vorher undenkbar war, inzwischen möglich geworden ist. – Natürlich nur eingeschränkt, aber doch!

„Weiter so!"

Die Antwort auf die Frage nach meinen Grenzen ist jeden Tag ein bisschen hoffnungsvoller ausgefallen.

Heute macht mich der „Blick zurück" glücklich und stolz zugleich!

Es hat nicht aufgehört, besser zu werden!

„Ich darf mich aber nicht überschätzen … muss meine Grenzen akzeptieren".

Der Vergleich mit Unbeeinträchtigten würde mich natürlich zu einem „Verlierer" machen. – besonders wenn man mich von „oben herab" behandelt!

„Wenn dir das Gleiche wie mir passieren würde … wie wäre es dann …. so vergleichen wir ja Äpfel mit Birnen … ich habe körperliche Möglichkeiten eingebüßt … bin aber um eine Lebenserfahrung reicher geworden!"

Der Vergleich mit anderen Beeinträchtigten tut mir aber gut. Ich habe sie als Gemeinschaft von solchen kennengelernt, die ehrlich zu sich sind – jedenfalls nicht vor ihrem Zustand davonlaufen!

WAGE ABENTEUER!

Unbekanntes Neuland zu erobern, ist was für Mutige. –
– für Neugierige – solche, die keine Angst haben und
sich über den „Tellerrand" wagen!
Dass das einmal eine Anforderung für mich werden
würde, hätte ich mir nicht träumen lassen!

Angefangen hat alles, als ich mich nach der
Bewusstlosigkeit als Hilfloser wiedergefunden habe. Ich
bin sozusagen „in einem erzwungenen Neuland"
gelandet!
Neugier oder Mut haben keine Rolle gespielt.
Es war so – und damit basta!
Ob ich das Ungewollte annehmen soll, war auch keine
Frage. Selbst wenn ich dagegen gewesen wäre, wäre es
nicht anders gewesen!

Nach mehreren Monaten hat sich eine ganz andere Frage
gestellt. Eine, die an mich gerichtet war:
„Tue ich bei dem mit, was andere mit mir anstellen?"
Ich habe damit die therapeutischen Übungen gemeint.

Die Aussicht, dass ich damit meine Lage verbessern könnte, hat mir Hoffnung gemacht!

Das Wort „unbekanntes Neuland" hat dadurch eine neue Bedeutung bekommen!

In meinen Träumen habe ich mir sowieso vorgestellt, dass das eine „Reise in ein unbekanntes Land" – ein „Wunderland" – werden könnte. Das hat mich gereizt: „Es könnte ja was Tolles sein …, wenn man bedenkt, dass ich nur gewinnen kann"

Ich habe mir ausgemalt, wie schön es wäre, wenn ich es schaffe, wieder gehen, reden, essen, … zu können!

Monate später, als schon mehr möglich war, habe ich festgestellt, dass ich auf dem Weg zu meinem Ziel bin.

Das hat mich erneut ermutigt!

„Ich bin auf dem Weg in das Land der tausend Möglichkeiten" habe ich innerlich gejubelt.

„Mach weiter!"

Das waren meine drei Hauptbeschäftigungen im Krankenhaus:
Lernen, üben und träumen, was möglich werden könnte.

Als ich aus dem Spital entlassen wurde und nicht mehr in diesem schützenden Umfeld, sondern in den eigenen vier Wänden war, hat ein neues Leben angefangen. Eines, das nicht mehr vom Krankenhausalltag geprägt war.
Einerseits ist damit mein heißersehnter Wunsch in Erfüllung gegangen. Andererseits hat es da aber keine Krankenschwestern mehr gegeben. – auch keine Griffe an der Wand, kein behindertengerechtes Klo …
Plötzlich habe ich „Sehnsucht nach dem Krankenhaus" bekommen!

Fahren mit dem Rollstuhl … untertags liegen auf dem Sofa im Wohnzimmer … sitzen beim Tisch … schlafen im Ehebett … waschen im Bad … Rollstuhl hin, Rollstuhl her …
Alles war auf einmal neu, herausfordernd und ungewohnt.

„So ist es heute … und so wird es auch in Zukunft sein … morgen … in den nächsten Tagen … in den nächsten Monaten …"

Meine Frau und die Kinder waren für mich da und haben – so gut es ging – Rücksicht auf mich genommen.
„Ah – so sieht es nun aus"

Nach ein paar Tagen hat der Alltag Einzug gehalten. Mein neuer Tagesablauf ist zur Routine geworden.

Langsam ist mein „Abenteuergeist" aber wiedererwacht. Ich weiß noch, wie großartig ich mich gefühlt habe, als ich es geschafft habe, mich ohne fremde Hilfe vom Wohnzimmer ins Klo zu hanteln. – ohne Rollstuhl – nur auf den eigenen Beinen!
Das hat mich unheimlich angespornt!
„Super … trau dich!" habe ich mir gesagt.

In der Folge habe ich alles Mögliche gewagt und gemerkt, dass mir das, was ich in den Therapien gelernt habe, hilft.

„Geschafft!"

Das ist mein neues Lieblingswort geworden!

Ich habe es mir gar nicht oft genug sagen können und dabei jedes Mal Gusto auf neue Herausforderungen bekommen!

„Sei vorsichtig" musste ich mir auch immer wieder sagen. Ich wollte auf keinen Fall ein Risiko eingehen. Das Ganze sollte eine unfallfreie Reise ins Neuland werden!

Natürlich bin ich immer wieder mit meinen Unzulänglichkeiten konfrontiert worden.

Das waren aber jetzt keine „Tiefschläge" mehr für mich.

„Es gibt noch viel Luft nach oben ... noch viel zu gewinnen"

Auch von daheim aus habe ich Therapien besucht. Das habe ich sehr ernst genommen: Lernen, Üben, das Gelernte anwenden ....

Die Frage, was mir Freude macht, hat sich von selbst beantwortet! Und meine Freude, Abenteuer zu wagen und zu bestehen, ist unvorstellbar!

GEHE KEINER ANSTRENGUNG AUS DEM WEG!

Mich anzustrengen, hat mich schon vor der Krankheit nicht abgeschreckt. Stattdessen habe ich „Herumlungern" und „Nichtstun" verabscheut!

Als ich krank war, ist das für mich aber zum Problem geworden. Am Anfang noch nicht, weil ich da sowieso alle Hände voll damit zu tun hatte, mit meiner Lage zurechtzukommen.
Aber später! Wie gern hätte ich mich da angestrengt!

Mit dem Nichtstun war es aber vorbei, als die Therapien begonnen haben. Da bin ich gefordert worden. – aber ganz anders, als ich es mir vorgestellt habe:
Einfachste Übungen, wackeliges Stehen, ständiges Schwindelgefühl, Doppelbilder, alles hat sich gedreht …
Es war entzaubernd und hat mit dem, was ich mir gewünscht habe, nichts zu tun gehabt.
Und dann die Ernüchterung, wenn ich was nicht zusammengebracht habe! Selbst das Einfachste war zu

schwer für mich! Am „Wollen" wäre es ja nicht gescheitert – ich habe aber nicht können!

Das war zermürbend! Meine Liebe zum „mich Bemühen" ist auf eine harte Probe gestellt worden!

Ich war einige Male am Verzweifeln.

„Was ist die Alternative?" habe ich mich in meiner Not gefragt.

„Selbst der weiteste Weg fängt mit dem ersten Schritt an … nicht wie ich anfange, ist entscheidend …, sondern wie ich aufhöre!"

So habe ich mir Mut gemacht!

Hin und wieder war auch ein Blick in die Vergangenheit vonnöten.

„Unglaublich, was ich schon erreicht habe!"

Das hat mich jedes Mal aufgerichtet.

„Die Therapien sind ja doch für was gut!"

Es ist mir aber nicht immer leichtgefallen, so zu denken.

Ich bin froh, dass ich es trotzdem getan habe!

„Kein Rückschritt … nur ja nicht den Weg zum Licht verlängern!"

In den Therapien ist mir ab und zu der Schweiß übers Gesicht geronnen. Dann hat mir geholfen, dass ich mir den möglichen Gewinn vorgestellt habe.

„Auf dem Weg nach oben schwitzt man eben … ich darf mich nicht davon abschrecken lassen".

Wenn ich so gedacht habe, ist die Scheu vor dem Anstrengen verschwunden.

„Bin ich der Jäger oder der Gejagte?"

Der Trotzkopf in mir ist erwacht.

Ich habe es als Freiheit zu empfinden angefangen, mich anstrengen zu können.

So bin ich mir mehr und mehr als Selbstbestimmter vorgekommen!

WENN ETWAS DAUERHAFT FUNKTIONIEREN SOLL, MUSS ES GEWARTET WERDEN!

Beim Auto ist es selbstverständlich, dass man es wie vorgeschrieben wartet. Ich kenne niemanden, dem das egal ist.

„Das soll nur für das Auto gelten?" habe ich mich als Kranker gefragt

„… aber nicht für mich?"

Im Studium habe ich von „Wartungsstrategien" gelernt. Da habe ich von „reparativen Wartungen" gehört: Das sind eigentlich Reparaturen. Dabei wartet man mit dem Service so lange zu, bis etwas kaputt geht.

Es war auch von „vorbeugenden Wartungen" die Rede. Die werden sie vorher festgelegten Abständen gemacht – egal ob etwas kaputt ist oder nicht – so wie beim Auto. Normalerweise wird diese Art der Wartung bei Wertvollem gemacht – oder wenn man auf keinen Fall will, dass es zu einem Schaden kommt.

„Bei mir ist es dafür zu spät gewesen … ich habe Glück gehabt, dass eine Reparatur überhaupt noch möglich war"

Diese Erkenntnis war niederschmetternd für mich.

„Ich hab nicht auf mich geachtet … ich habe es versäumt, mich zu warten …ich war mir nicht wertvoll genug"

Wie ein Ignorant bin ich mir vorgekommen und habe mich dafür geschämt, dass ich die Warnungen – es hat sie gegeben – in den Wind geschlagen habe.

„Wirst sehen … mit dir wird's noch ein bitteres Ende nehmen … du betreibst Raubbau mit dir"

hat unser Hausarzt gesagt.

„Das soll mir nicht noch einmal passieren … das Auto soll es nicht besser haben als ich!"

Als ich ins Krankenhaus eingeliefert werden musste, war es für eine „Vorbeugung" schon zu spät. Es war ein Glück, dass eine Reparatur überhaupt noch gelungen ist!

Als mein Zustand besser geworden ist, habe ich aber den Vorsatz, in Zukunft vorzubeugen – erraten! – wieder vergessen!

Einerseits war ich stolz auf das Erreichte. Anderseits habe ich aber auch voller Selbstzufriedenheit gemeint, dass ich ja eh ab und zu Übungen mache. – selbst, wenn ich sie schlampig gemacht habe oder mich dazu überwinden musste.

Es ist leider eine Tatsache, dass man vergisst, was man glaubt, nicht mehr zu brauchen. – auch wenn es einmal wichtig gewesen ist!

Ab und zu hat mich deshalb das schlechte Gewissen gedrückt. Als ob ich mich bei mir entschuldigen hätte wollen, legte ich – widerwillig, aber doch – „Serviceintervalle" fest.

„Wenn ich mir was wert sein will, darf ich nicht nachlässig sein! ... da geht es um mich! ... um sein oder nicht sein! ... was ist die Alternative?"

Diese Gedanken sind mir „in die Knochen gefahren"!

„Ist das die einzige Sprache, die ich verstehe … ist *ein Schlaganfall* nicht genug? … brauche ich einen zweiten?"

"Ich muss noch einmal von vorne anfangen" habe ich mir gesagt und mich aufgerafft.

Daraus ist eine Aktivität entstanden, die bis heute anhält und nicht zuletzt zur „Therapie im Alltag" geführt hat.

Heute achte ich auf mich:

Nehme regelmäßig meine Medikamente, überwache den Blutdruck, mache meine „Therapien im Alltag" und achte auf einen gesunden Lebensstil!

Von Zeit zu Zeit konsumiere ich Therapien und gehe zum Arzt!

Weil ich es mir wert bin!

ICH BIN HERR MEINES DENKENS UND TUNS!

Mein Freund hat gesagt

„Du bist für alles verantwortlich, was du denkst oder tust".

Als er mir das gesagt hat, war ich zu nichts imstande – weder zum „was sagen" und schon gar nicht zum „was tun".

„Für was soll ich verantwortlich sein?" habe ich mich gefragt.

Heute weiß ich, was er damals gemeint haben dürfte:

Ich war – weil ich ja denken konnte – sehr wohl dafür verantwortlich, *wie* ich denke! – ob ich mich zum Beispiel „kooperativ verhalte" oder nicht.

Das ist mir aber sowieso nicht schwergefallen. Ich war schon immer ein Fan des „Gemeinsamen".

„Weil es miteinander leichter geht" war ich überzeugt.

Dass das einmal etwas Lebenswichtiges für mich werden sollte, hätte ich nicht gedacht.

Heute weiß ich, dass es in einer schwierigen Situation draufankommt, wie man grundsätzlich denkt – nicht nur „situationsbezogen oder zweckgerichtet" – sich quasi „nach dem Wind" richtet!

Für Korrekturen in seinen grundsätzlichen Gedanken kann es zu spät sein, wenn einem etwas wie ein Schlaganfall oder ein Unfall passiert. Dann kann es sein, dass man keine Zeit mehr für ein „Umdenken" hat. Im schlimmsten Fall wird man „Opfer seiner Einstellung". Da hilft es auch nichts, wenn man unglücklich ist, die Welt nicht mehr versteht oder das Schicksal etwas „aus einem herausprügelt"!

Aus eigener Erfahrung rate ich allen:
„Eines Tages könntest du dir selbst begegnen … sieh zu, dass das nicht problematisch wird!"

Ich habe das Erlebnis dieser Begegnung gehabt. Dabei war ich in meinem Innersten gefordert! Ich war auf mich ganz allein gestellt und habe darum gerungen, mich annehmen zu können.

Weil ich aber für alles offen war, habe ich auch nicht ausgeschlossen, dass ich wieder auf die Füße kommen könnte.

„Vielleicht kommt es sogar so weit, dass ich nicht mehr auf fremde Hilfe angewiesen bin … die Hoffnung stirbt zuletzt" habe ich mir gesagt.

Offensichtlich hatte nicht nur ich diese Hoffnung. Alle, die für mich da waren, haben mit ihrem Tun auch bewiesen, dass sie an meine Zukunft glauben. Haben sie mir vielleicht sogar deswegen die gute Behandlung zukommen lassen?

„Mir helfen Leute, die mich noch nie gesehen haben!"
Diesen Helfern habe ich vertraut. Ihr Bemühen hat mich aber auch motiviert!

„Es soll ihnen nicht leidtun, mir geholfen zu haben … ich will alles dafür tun, damit ihre Hilfe bei mir auf fruchtbaren Boden fallen kann …, wenn ich möchte, dass wir ein starkes Team sind, darf ich jetzt nicht kneifen".

„Ich bin verantwortlich für mein Denken und Tun!"

AUCH IN DUNKLEN STUNDEN
SCHEINT DIE SONNE!

Im Krankenhaus – nach der Bewusstlosigkeit – habe ich die Welt nur „dunkel" wahrnehmen können. – Ich hätte mir nichts mehr gewünscht, als die Sonne wieder scheinen zu sehen.

Denken und hören habe ich können – aber sonst nichts.

"Wo bin ich? Was ist heute für ein Tag? Was sind das für Leute? Träume ich? Lebe ich? Bin ich gestorben? Was ist los?"

Licht ist für mich zum Symbol für „Leben" geworden.

Ich war überglücklich, als das „Augen – Licht" wieder langsam zurückgekehrt ist!

Wenn mir etwas Neues gelungen ist, habe ich das Gefühl gehabt, die Sonne würde aufgehen.

„Geschafft … wieder eine Sprosse … auf der Leiter ins Leben!"

Nach einiger Zeit habe ich festgestellt, dass das, was ich inzwischen geschafft habe, noch vor Kurzem unvorstellbar gewesen wäre. Das hat mich glücklich gemacht.

„Ich bin auf einem guten Weg!"

Ich war aber auch ab und zu unzufrieden. Geholfen hat mir dann, dass ich mir vorgestellt habe, die Sonne würde scheinen – zwar hinter den Wolken – aber doch! Derartige „Tröstungen" sind mein „Seelenbalsam" gewesen!

„Vielleicht fängt sie wieder an zu scheinen. – auch für mich! … durchhalten!" habe ich mir vorgenommen.

Im Krankenhaus war mein Alltag neben medizinischen Behandlungen von Therapien geprägt. Die Therapeutinnen und Therapeuten haben sich mit mir große Mühe gegeben. Bei den ersten Malen – als ich mir noch bei allem schwergetan habe – war das eine Mordsplagerei für mich. Es ist aber von Mal zu Mal besser gegangen. – es ist sozusagen „heller" um mich geworden!

Nach einiger Zeit – ich habe es übersehen, wann – hat es mir sogar zu gefallen angefangen!

Nach ein paar Monaten war es nicht mehr zu übersehen, dass es was bringt.

Ich habe mich unter Patientenkollegen umgeschaut und festgestellt, dass es denen, die mittun, besser geht als jenen, die sich abwenden oder gehen lassen.

"Es ist für alle gleich trüb … die Sonne scheint für alle … die einen nutzen es … die anderen nicht"

Manche haben sich mit meiner Haltung schwergetan. Sie haben mich bemitleidet. Mir ist ja in ihren Augen was Schreckliches zugestoßen.

"Der Arme … er merkt gar nicht, wie schlecht es ihm geht …. gottseidank … wenn er das wissen tät, würd er verzweifeln … gut, dass er nicht mitkriegt, wie es um ihn steht!"

Natürlich habe ich gewusst, wie es um mich steht. – wahrscheinlich besser als jeder andere!

Auch diese Rederei ist mir nicht entgangen!

Mir war sie zuwider.

Ich hätte mir gewünscht, dass die, die so reden, meine Helfer gewesen wären! – meine „Antreiber"!

Sie haben mir das Gefühl gegeben, dass ich – weil sie überfordert sind – nicht auf sie zählen kann!

„Ich muss selber stark sein ... darf mich nicht auf sie verlassen"

Das hat mich bestärkt. Je weniger man mir zugetraut hat, umso mehr habe ich das Gefühl gehabt, dass es auf mich ankommt! – und umso mehr habe ich am Riemen gerissen!

„Auf mich kann ich mich verlassen ... wenn schon nicht auf die Anderen – aber auf mich!"

Ich kniete mich bei den Therapien hinein und übte das Gelernte bei jeder Gelegenheit.

Schon nach kurzer Zeit ist es mir gelungen, tatsächlich wieder zu sitzen, stehen, greifen, sehen, atmen, ...

DER INNERE SCHWEINEHUND

Wer kennt ihn nicht? – den inneren Schweinehund.

Ich soll nicht blöd sein und es mir nicht schwerer machen, als es unbedingt notwendig ist, hat er mir im Hinterstübchen zugeflüstert.

„Prinzipien hin oder her – es gäbe auch für dich bequeme Möglichkeiten".

Natürlich habe ich das gewusst – aber ich wollte das nicht!

Dieser Clinch dauert bis heute!

Ich will – im Gegensatz zu ihm – lernen! Auch wenn das bedeutet, dass ich mich dabei anstrengen muss!

Anfangs habe ich seinen Ratschlägen noch was abgewinnen können. Damals ist es mir schlechtgegangen und ich war ein Hilfesuchender. Da ist sowieso noch alles anders gewesen.

Sobald es mir aber besser gegangen ist, war das Lernen und Üben von dem, was ich fürs Leben brauche, „mein

Thema" – auch wenn mir mein „Einflüsterer im Hinterstübchen" was Anderes sagte.

Als hätten sie sich abgeredet, besuchten mich Leute, die mir auch solche „Tipps" gegeben haben.
„Sollst es nicht schwer haben … Tu dies, tu das … was halt bequem ist…"
Sicher werden sie es gut gemeint haben.

Mir wäre aber viel lieber gewesen, wenn sie mich ermutigt hätten. – nach dem Motto:
„Du schaffst das … toll, was du schon zusammenbringst!"

Stattdessen haben diese „Weichmacher" meinem inneren Schweinehund ihre Stimme geliehen und ihn unüberhörbar gemacht.
Wenn sie so auf mich eingeredet haben, habe ich zu zweifeln angefangen.
„Ist es wirklich gescheit, wenn ich mich anstrenge …?"

Gottseidank bin ich aber viel öfter mit solchen beieinander gewesen, die mir Mut gemacht haben.

Die Therapien sind sie mir von Mal zu Mal leichter gefallen. Natürlich bin ich dadurch laufend motivierter geworden. Die Gemeinschaft mit Anderen, denen es gleich gegangen ist, hat mir gutgetan.

„Alle bemühen sich, damit es mir gut geht! … ich auch? … das ist meine Chance!"

Mein „innerer Schweinehund" hat mir weißmachen wollen, dass ein Leben als Schwerbehinderter auch seine Vorteile haben kann. Es sei auf jeden Fall für mich gesorgt!

Ich bin mir aber nicht als Schwerbehinderter vorgekommen. Und dass ich mir auf Kosten anderer Vorteile sichern hätte wollen, dass für mich gesorgt ist, war auch nicht wichtig für mich.

Mir ist es draufangekommen, dass ich selber was schaffe!

Als ich zum ersten Mal von einem „selbstbestimmten Leben" gehört habe, wusste ich, dass das mein Ziel ist!

Für mich ist festgestanden:
„Ich mach alles, um so einer zu werden"!

„Mein innerer Schweinehund" ist immer unwichtiger für mich geworden. Gottseidank bin ich auch nicht den vielen Verlockungen des „süßen Lebens" erlegen.

Heute habe ich das Gefühl, dass ich ihn – zumindest vorläufig – besiegt habe.

„Ich bin mein eigener Chef! … Vorsicht! … ich habe meine eigene Meinung!"

Mit diesem Bewusstsein verstecke ich mich nicht mehr und bin auch nicht mehr das „Opfer der Umstände"!

ES GIBT NICHTS GUTES, AUSSER MAN TUT ES!

„Gedanken sind zollfrei" sagt man.

„Man kann sich denken, was man will."

In der ersten Zeit nach dem Schlaganfall war ich ein „Denk – Riese" und „Tun – Zwerg".

Ich habe „*wollen*", aber nicht „*können*"!

Weil ich zu nichts anderem als Denken in der Lage war, hat sich alles im Kopf abgespielt – da habe ich mir die tollsten Dinge herbeigeträumt!

Mich haben Leute im Krankenhaus besucht, die mir die Zukunft haben schmackhaft machen wollen. Sie haben davon geredet, was wir alles unternehmen werden, wenn ich wieder gesund bin ….

Ich habe Zweifel bekommen, dass da was dran ist. Ich habe das Ganze für „leeres Gerede" gehalten.

„Es gibt Sachen, über die redet man nicht – die tut man!" war meine Meinung.

Runden in denen nur geredet, aber nichts getan worden ist, – ich habe sie „Polsterlpartien" genannt – habe ich verabscheut!

Auf einmal war aber alles anders. Außer denken habe ich nichts mehr können. Das hat mich unsicher gemacht. „Ich bin ein Hilfloser … kann nicht sehen, nicht reden – nur noch denken und hören"
„Sollten wir nicht doch reden?"

Am Anfang habe ich es als erniedrigend empfunden, dass ich keinen Ton habe von mir geben können. Mit der Zeit habe ich mich aber daran gewöhnt und irgendwann ist es mir gar nicht mehr abgegangen.
Obwohl ich kein Wort habe sagen können, ist es mir immer mehr gelungen, mich verständlich zu machen. Ich habe gemerkt, dass ich trotzdem „schreien" kann.

„Zuhören ist sowieso viel wertvoller als reden ... reden können alle …zuhören schon viel weniger ... und was zu tun, sowieso nur mehr ein paar"
Für mich waren das die „Macher" – die wahren Helden!

Wie froh war ich, als ich wieder habe flüstern können! Und erst recht, als es mir gelungen ist, was zu tun!

Angefangen hat alles mit dem Atmen, Sehen, Stehen, Gehen …. Dann ist alles leichter geworden!

So hat mein neuer „Werdegang" angefangen.
Eines nach dem anderen ist möglich geworden. Nicht alles, was ich versucht habe, ist mir gelungen. Aber Vieles!

„Lernen kann man nur im realen Leben …es ist gleich wie beim Schwimmenlernen … das kann man auch nur im Wasser … nicht beim Reden"

Ich bin froh, dass ich heute wieder selbstbestimmt sein kann und nur wenig Hilfe brauche.
Besonders freut mich aber, dass man wieder *mit* mir reden kann und nicht *über mich* reden muss!

„Es gibt als nichts Gutes, außer man tut es!"

ES KOMMT AUF
HARTNÄCKIGKEIT AN!

Beim Wetter ist es klar: Nicht jeder Tag kann schön sein.

Im Leben ist es aber auch nicht anders:

Man ist nicht immer gleich gut drauf.

… so ist es beispielsweise auch bei mir:

Es gibt Tage, da geht mir alles leicht von der Hand. Es gibt aber auch solche, an denen ich mir bei allem schwertue. Von „Bemühen" oder „Anstrengen" möchte ich da nichts wissen. Motivierte kommen mir wie „Außerirdische" vor. Kennen Sie das auch?

Wenn es mir so geht, muss ich „in mich gehen" und mich fragen

„Was ist Sache?"

„Was will ich eigentlich?"

„Was kann ich tun, um das zu erreichen, was ich will?"

Das klingt einfach. – Ist es aber nicht!

Sabine – meine Frau – weiß, dass sie mich – wenn es so ist – mit mir allein lassen muss.

Ich brauche Zeit … viel Zeit … zum Umdenken … zum neu orientieren … zum „die Kurve nehmen".

Es ist die größte Schwierigkeit, mit dem Denkprozess erst einmal anzufangen und nicht in Selbstmitleid zu versinken! Alles Weitere ist dann schon viel leichter.

Erst wenn ich das geschafft habe, bin ich in der Lage, „mich am eigenen Schopf aus dem Dreck zu ziehen".

„Jetzt hörst auf mit dem Trübsalblasen!"

Das, was sich so einfach anhört, ist mir aber noch nie leichtgefallen!

Ab und zu muss ich mir die Frage stellen:

„Was sollen Andere von mir denken?"

Dann muss ich mir klarmachen, dass mit einem „trübsinnigen Griesgram" niemand was zu tun haben will!

Im Laufe der Zeit ist mir auch klargeworden, dass ich mir nur dann eine Freude machen kann, wenn ich überhaupt „freudefähig" bin. Dann muss ich mich zu einer positiven Sichtweise zwingen!

Ich frage mich manchmal:
„Was macht eigentlich ein Stehaufmännchen aus?"
Nicht die Fähigkeit, nicht hinzufallen! – Dazu würde es ja kein „Stehaufmännchen" brauchen!
Wiederaufstehen können, wenn man hingefallen ist!
Darum geht es!

„Mach Dir nichts draus, dass du hingefallen bist! … jetzt darfst aber nicht liegenbleiben … schau, dass du wieder auf die Füße kommst!"

Es ist immer möglich, zu handeln: entweder so wie man es sich vorgestellt hat, oder einfach so, wie es die Situation erfordert!

„Wichtig ist nur, dass man aufstehen und weitergehen kann!"

Das ist der Stoff, aus dem „Stehaufmännchen" sind:
Sie sind zäh, aber auch flexibel!

STÄRKE DICH IN DER ZEIT,
DANN HAST DU KRAFT IN DER NOT!

Wie gesagt: Es gibt gute und weniger gute Tage. – solche, an denen man meint, Bäume ausreißen zu können, aber auch solche, an denen einem alles als Problem vorkommt. – Ist das nur bei mir so?

Wenn ich an „trüben" Tagen Andere sehe, denen alles leichtfällt, werde ich neidisch.
„Die habens gut … aber ich?"
Im Vergleich zu ihnen komme ich mir arm vor.

Ich frage mich aber auch:
„Hätte ich was dagegen tun können? Hätte ich mich darauf vorbereiten können?"
Wenn ich mich das frage, beschleicht mich ein ungutes Gefühl.
„Ich habe es versäumt, mich zu wappnen"

Das erinnert mich an meine Schulzeit: Da ist es auch hin und wieder vorgekommen, dass ich für eine Prüfung nicht vorbereitet war.

„Ich bin selber schuld, dass ich jetzt dastehe wie ein Esel … selber schuld …, weil ich nichts gelernt hab"

Nach dem Schlaganfall habe ich öfters so ein „mulmiges Prüfungsgefühl" gehabt. – besonders an Tagen, an denen ich hätte vorbereitet – gestärkt – sein sollen.

Deshalb habe ich mir vorgenommen:
„Das soll mir nicht passieren!"

An „guten Tagen" habe ich aber meistens wieder vergessen, was ich mir an diesen problematischen Tagen vorgenommen habe. – bis sich wieder dieses „Prüfungsgefühl" einstellt hat.

Irgendwann habe ich aber von der Vergesslichkeit genug gehabt!
Ich habe mir aufgeschrieben, dass ich nicht vergessen darf, zu üben.

„Dieses Gefühl soll mich nicht mehr quälen!"

Wenn es mir wieder besser gegangen ist, habe ich aber erneut darauf vergessen.

Wenn ich es bemerkt habe, habe ich mir die Leviten gelesen

„Weißt nicht mehr, wie schlecht es dir gegangen ist, … was du dir vorgenommen hast?"

Ich war zornig auf mich, bin mit mir ins Gericht gegangen, hab ein schlechtes Gewissen gehabt und mich vor mir selber geschämt.

Wieder habe ich mir vorgenommen, dass so etwas nicht mehr vorkommen soll.

Mit der Zeit ist es gottseidank immer seltener so gewesen. Vielleicht auch wegen der immer größer werdenden Freude am Tun oder aufgrund der Tatsache, dass mir das Üben des Gelernten lieb zu werden angefangen hat.

Meine „guten Tage" sind langsam zu „Übungstagen" geworden. Ich war stolz, dass ich an „schlechten Tagen" vom Erarbeiteten habe zehren können.

Mir ist es gar nicht aufgefallen, dass die „schlechten Tage" immer seltener geworden sind.
Erst wenn jemand gesagt hat
„Toll, was du schon zusammenbringst"
hat mich das mit Stolz und Freude erfüllt.

Das war „Balsam für meine Seele" – und auch ein riesiger Ansporn!

Jetzt sehe ich jeden „guten Tag" als Möglichkeit zum Lernen und Üben! Keinen dieser Tage will ich tatenlos verstreichen lassen!

Jeder „gute Augenblick" ist eine Chance
zum Besserwerden!

THERAPIE FÜR DIE ANWENDUNG

Mir ist von Therapeutinnen und Therapeuten eindringlich gesagt worden, dass ich das Gelernte weiterüben soll.

„Eh klar … was sollen sie auch anderes sagen" habe ich mir damals gedacht und es einfach so abgetan.

Worauf sie mir zu verstehen gegeben haben, dass – wenn ich daheim nicht weitermache – das Gelernte zurückgehen und irgendwann ganz verschwinden wird.

„Das ist leider oft so" haben sie gesagt.

„Kaum geht es einem besser, sind die guten Vorsätze wieder dahin … deshalb raten wir … nutzen sie wenigstens die ambulanten Therapiemöglichkeiten".

Ihre Erfahrung sei, dass Patienten aufhören, das Gelernte zu wiederholen, wenn sie nicht mehr von Therapeuten begleitet werden. Es sei schade, dass für die meisten Patienten gelte:

„Aus den Augen – aus dem Sinn"

„Auch wenn das bei anderen so ist – bei mir nicht"

Es bestand auch tatsächlich kein Grund, an meinem „guten Willen" zu zweifeln.

Es war aber auch bei mir so, wie es die Therapeuten prophezeit haben.

Diese Vergesslichkeit kann unbarmherzig sein!

Ich habe zwar noch einige Male Therapien konsumiert. Aber sobald sie zu Ende waren, habe ich nichts mehr getan.

„Ist nicht notwendig" habe ich mir gesagt.

„Was ich gelernt hab, kann ich sowieso schon …"

Ich habe mich aber geärgert, wenn ich was nicht zusammengebracht habe.

Eines Tages war es wieder so.

Eine Bekannte – sie ist auch Therapeutin – hat mich gefragt, ob ich das, was ich nicht zusammengebracht habe, nicht in Therapien gelernt hätte.

„Ja … schon … aber das ist lange her" habe ich ihr geantwortet.

„Und du hast das wieder vergessen? … es wird dir sicher

jemand gesagt haben, dass du weiterüben sollst! …
oder?"

Ich bin mir vorgekommen wie ein Schulbub, der seine
Aufgabe nicht gemacht hat – habe mich geschämt.

„Ich bin auch einer dieser Vergesslichen, die sie damals
gemeint haben" musste ich mir eingestehen.

„Das muss anders werden" habe ich mir wieder einmal
vorgenommen.

In Gedanken bin ich die seinerzeitigen Therapien
durchgegangen.

„Jeden Tag eine Stunde" habe ich mir vorgenommen.

Es war aber leider wieder nicht so. Entweder ist was
dazwischengekommen oder ich habe vergessen … – so
ist aus meinem „guten Vorsatz" nichts geworden.

Außerdem war ich sowieso der Meinung, dass „eine
Therapie, um der Therapie willen" nichts bringt.

Natürlich ist es nicht ausgeblieben, dass ich in der Folge
immer wieder mit Unzulänglichkeiten konfrontiert
worden bin:

Das Reden ist mir schwergefallen, das Gehen hat mir Probleme bereitet, der Gleichgewichtssinn hat mich immer wieder im Stich gelassen …

Meine Sicherheit hat gelitten.

In meiner Phantasie habe ich mir die Therapeuten vorgestellt, wie sie mit erhobenen Zeigefingern mich auf das, was sie mir gesagt haben, hinweisen.

„Haben wir es dir nicht gesagt?"

Da war es wieder – dieses Prüfungsgefühl!

„Nicht genügend!"

Ich war froh, dass sich das alles nur in meinen Gedanken abgespielt hat.

„Keiner muss mir das sagen müssen ... ich weiß es eh!"

So, dass mir niemand das schlechte Gewissen ansehen konnte, habe ich angefangen, therapeutische Übungen zu machen.

„Wenn es nur nicht so schwer wäre …"

Dann hatte ich eine Idee, die alles veränderte:

Ich verbinde das Nützliche mit dem Angenehmen!
Ich mache das, was ich gerne tue und baue das, was ich üben soll, ein!

Das habe ich gleich beim Gehen ausprobiert:
„Abrollen … Gleichgewicht … Knie anwinkeln … ein Fuß … der andere Fuß … Gewicht rechts … Gewicht links … Achtung auf die Hüfte … Armbewegungen nicht vergessen … nicht zu große Schritte …"
So ist das Gehen zur „Kopfsache" geworden!

Ab sofort habe ich auch alles andere „therapeutisch" getan!

Und siehe da – es hat funktioniert!
Es sogar angefangen, mir Spaß zu machen!
Und was mich besonders gefreut hat – jeden Tag ist mehr möglich geworden!

Die Therapien haben einen neuen Sinn bekommen!

Natürlich ist dadurch kein „grenzenloses Wachstum"

möglich geworden. Ich habe aber das Gefühl bekommen, dass es etwas „Besonderes" ist!

Ich ist mir gelungen, eine neue Welt zu erobern!
Eine, die ich für unerreichbar gehalten habe!

Heute besuche ich von Zeit zu Zeit Therapien, um mich wieder „neu einzurichten". – ich brauch sozusagen ein „Update"!

Heute genieße ich es, dass ich gehen kann – sogar ohne Gehhilfe … mit dem Dreirad fahren kann …, dass ich die Natur wieder erleben kann …

Durch diese Art der Therapie übe ich regelmäßig und kann noch dazu das tun, was mich freut!

Ist das nicht super?

MEINE „THERAPIEN IM ALLTAG"

Auf den nächsten Seiten beschreibe ich „meine Therapien im Alltag"
Alle diese Tätigkeiten, mache ich gern.
Ich bin überglücklich, dass ich sie wieder tun kann!

Das von mir Beschriebene soll aber bloß ein „Denkanstoß" sein!
Die, die das auch für sich wollen, müssen herausfinden, was für sie/ihn passt und die eigenen „Therapien im Alltag" zusammenstellen!

Ich mache jede meiner Tätigkeiten „therapeutisch"!
„Das macht mir Freude! … so übe ich jeden Tag!

Auf Dauer wäre die bloße „Therapie im Alltag" aber zu wenig.
Es braucht von Zeit zu Zeit auch eine „richtige Therapie" beim Therapeuten! – Zum Korrigieren, Erweitern, Verbessern, Auffrischen ….

Ich brauche sie jedenfalls und empfehle sie auch jedem anderen!

Wieso?

Ich habe die Erfahrung gemacht, dass sich im Laufe der Zeit kleine Schlampigkeiten einschleichen. – ob man will oder nicht. Offensichtlich bringt das die Routine automatisch mit sich.

Deshalb habe ich schon ein paar Mal Therapien besucht.

Meine bisherigen Erfahrungen waren bis jetzt umwerfend:

Die Behandlungen haben mehr gebracht, als ich mir in den kühnsten Träumen erwartet habe!

Einiges, wurde korrigiert, neu gelernt … nach diesen Therapien ist mir alles leichter gefallen.

Jedes Mal war es ein „Gewinn von Lebensqualität!"

Ich bin froh und dankbar, dass ich in der Lage bin, lernen und üben zu können.
Das ist nicht selbstverständlich!
Ich kenne viele, die sich das wünschen würden!

Therapeutisch gehen

Mit dem Gehen hat alles angefangen. Schon im Krankenhaus war es für mich das Spektakulärste in der Physio- und Ergotherapie.

Anfangs habe ich Mühe gehabt, mich überhaupt auf den Beinen zu halten. Ich habe es kaum geschafft, die Füße zu bewegen, die Knie abzubiegen, die Hände locker zu halten, ich konnte nicht mit dem Fuß abrollen …

Bei den Therapien ist meine „Beweglichkeit" trainiert worden. Aber kaum waren sie zu Ende, haben sich wieder alte Bewegungsmuster eingestellt.
Mein Fortschrittsverlauf: Zwei Schritt vor – eineinhalb zurück.

Solange ich in Therapien war, war ich mit dem Ergebnis zufrieden.
Aber kaum sind sie vorbei gewesen, ist auch schon wieder der Grund für die Zufriedenheit weg gewesen!

Ich habe hin- und her überlegt – und bin schlussendlich auf die „Therapie im Alltag" gekommen.

Seit ich das in den Therapien Gelernte in mein tägliches Gehen einbaue, haben sie einen neuen Sinn bekommen und ich habe ungeahnte Fortschritte gemacht!

Heute weiß ich, dass „Gehenkönnen" die Grundlage für vieles Andere ist. Das Lernen bzw. Üben kann ich gar nicht übertreiben!

Auf was kommt es mir dabei an?

- *auf den Bewegungsablauf*
- *auf die Koordination,*
- *auf die Automatik der Bewegungen*
- *auf die Kondition*

Was habe ich bis jetzt erreicht?

- *Ich konnte die Sicherheit beim Gehen steigern*
- *Angstfreies Gehen für den täglichen Gebrauch*
- *Gehen in der Natur mit und ohne Wanderstöcke*

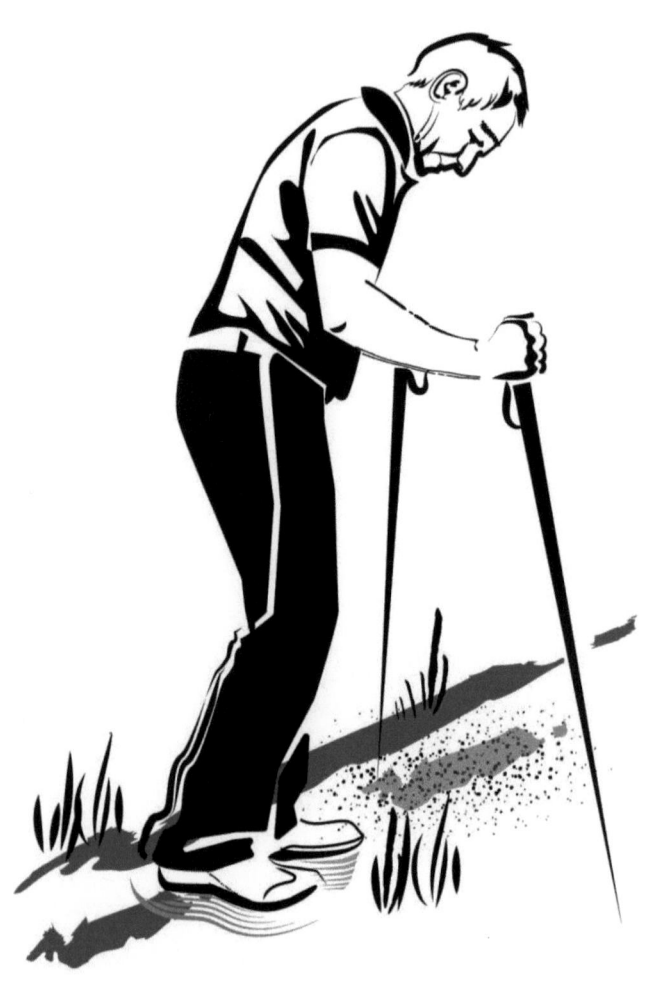

Therapeutisch singen

Durch den Schlaganfall sind meine Stimmbänder gelähmt gewesen. Monatelang habe ich keinen Ton herausgebracht. Im Krankenhaus ist es mir wieder gelungen, ein bisschen zu flüstern. Durch laufendes Üben ist ein Krächzen draus geworden und schlussendlich richtige Sprech- und später sogar Singtöne!

Singen hat mir schon immer Freude gemacht. Deshalb war es nach dem Schlaganfall auch nichts Neues für mich: Als Kind war ich im Schulchor und in den letzten Jahren vor dem Schlaganfall beim hiesigen Kirchenchor.

Als mich dessen Leiter – obwohl ich keinen Ton herausgebracht habe – nach dem Schlaganfall gefragt hat „Singst eh wieder mit?" habe ich zuerst gemeint, dass er das nicht ernstgemeint haben kann.

„Ich? … ich kann ja nicht! … ihr würdets viel zahlen – nur damit ich nicht singe!"

Er ist aber unbeirrbar geblieben und hat gesagt
"Komm! … wir freuen uns auf dich!"
Wie hätte ich da „nein" sagen können!?
Dieser Chor ist nicht nur ein Klangkörper, sondern auch eine Gemeinschaft von Freuden. Ich habe mich riesig über die Einladung gefreut.

Das, was ich mir nicht zu träumen getraut hätte, ist wahr geworden:
Logopädie und ständiges Üben haben es möglich gemacht, dass ich es wieder geschafft habe, zu singen!

Bei den ersten Chorproben habe ich nur ein bisschen mitkrächzen können.
„Leise … leise" hat mein Sitznachbar bei der Chorprobe gezischt, wenn ich zu laut und noch dazu falsch war.
Aber schon bald habe ich gelernt, meine Töne zu steuern: Hoch – tief, laut – leise …

Natürlich war meine Stimme nach dem Schlaganfall nicht mehr so wie vorher.

Aber allein die Tatsache, dass ich wieder das tun kann, was mir Freude macht – Singen – ist erhebend!

Und die wöchentlichen Chorproben sind mein „logopädisches Dauertraining"!

Auf was kommt es mir dabei an?

- *auf die Entwicklung der Stimme*
- *auf das Atmen während des Singens*

Was habe ich bis jetzt erreicht?

- *Ich bin Mitglied eines Chores!*
- *Ich habe schon viele schöne Erlebnisse gehabt!*

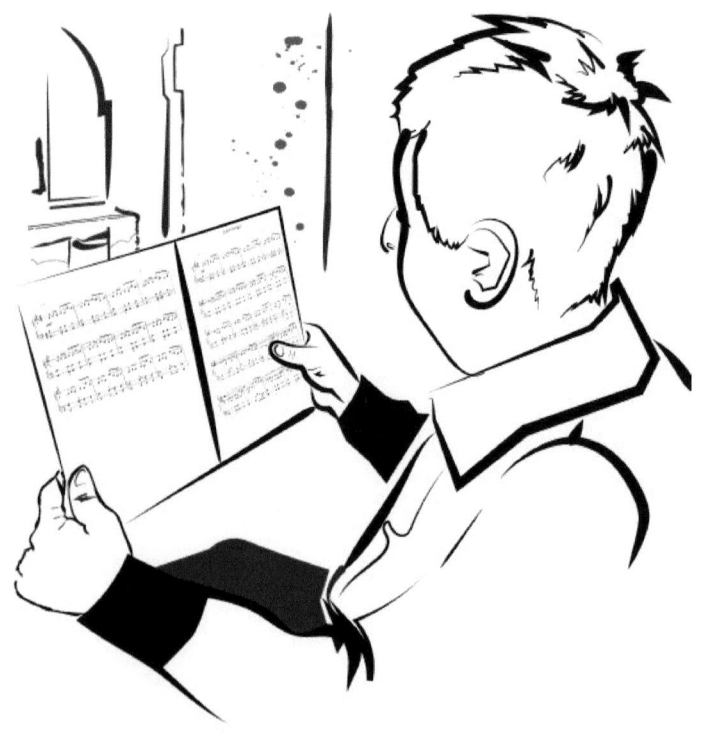

Therapeutisch staubsaugen

Auf der Suche nach Möglichkeiten, bei denen ich Füße, Hände und Gleichgewicht trainieren kann, bin ich auf das Staubsaugen gestoßen.

Ich wollte mich im Haushalt sowieso nützlich machen, auf dem sicheren Boden der Wohnung bleiben und was zu tun haben.

Mir war auch wichtig, dass ich mich – sollte es notwendig sein – auch abstützen kann.

„Staubsauger oder Besen?" war die Frage.

Nachdem ich mit dem Besen aber zu viel Staub aufgewirbelt hätte und unsere Wohnung ohnehin zu saugen war, habe ich mich fürs Staubsaugen entschieden.

Die ersten Male waren ein Abenteuer:

Ich habe um Gleichgewicht gerungen, wollte saugen, musste über Kabel steigen, verschiedene Verrenkungen machen …

Ich bin mir dabei wie ein Tollpatsch vorgekommen.

Es wurde aber von Mal zu Mal besser.

Gottseidank habe ich mich wieder an das erinnert, was ich in den Therapien gelernt habe.

Inzwischen bin ich der „Hauptsauger" in unserer Familie und freue mich jedes Mal über die Belohnung: eine saubere Wohnung!

Auf was kommt es mir dabei an?

- *dass ich trotz verschiedener Armhaltungen das Gleichgewicht finde*
- *auf die Bewegung des ganzen Körpers*
- *auf die Koordination von Armen und Beinen*
- *auf die Verbindung von „Denken" und „Tun"*

Was habe ich bis jetzt erreicht?

- *Ich kann unsere Wohnung saugen*
- *Ich kann inzwischen auch die Stiege, die zur Wohnung führt, saugen*

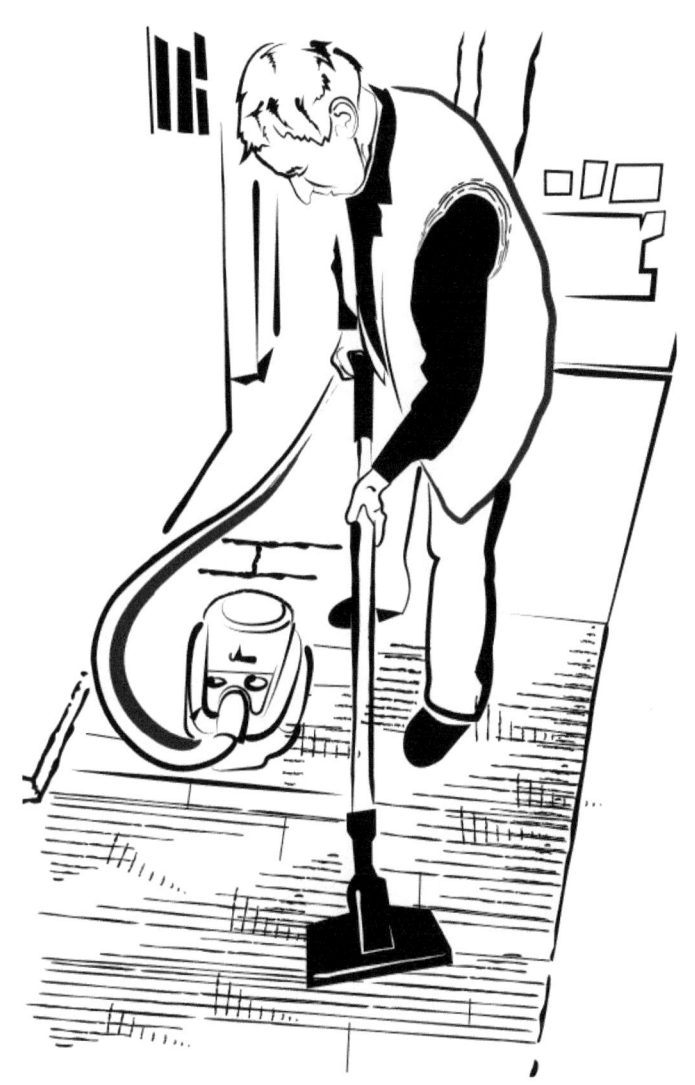

Therapeutisch den Geschirrspüler ausräumen

In der Ergotherapie habe ich greifen, mich bücken und strecken …. gelernt.

Damals habe ich mich gefragt:

„wann werde ich das jemals brauchen?"

Viel später ist es mir wieder eingefallen – nein – nicht einfach so – sondern weil es mir nicht gelungen ist, ein Trinkglas aus dem Küchenkastl zu holen.

„schön wäre, wenn ich das schaffen würde … eigentlich müsste es ja leicht möglich sein"

Da ist mir klar geworden, dass ich das lernen muss, wenn ich nicht für immer darauf angewiesen sein will, dass mir andere dabei helfen müssen.

Ich habe überlegt, wie ich das Lernen anstellen könnte.

Da sind mir die seinerzeitigen Übungen in der Ergotherapie wieder eingefallen.

„Das ist wie Geschirrspüler ausräumen" habe ich mir damals gedacht.

Auf einmal war wieder das Gleiche gefordert, wie seinerzeit in der Therapie:

„bücken ... angreifen ... wegtragen ... auf seinen Platz stellen ... wieder von vorne anfangen ... "

Jetzt mache ich das fast jeden Tag.

- und ich habe noch nie was zerbrochen – toll, nicht?

Auf was kommt es mir dabei an?

- *auf das mich „Bewegen Können"*
- *Bewegen und gleichzeitig etwas Wertvolles in der Hand halten*
- *bücken, strecken, gehen, ...*
- *auf Gleichgewicht und Vorsicht achten*

Was habe ich bis jetzt erreicht?

- *Steigerung der Bewegungsfähigkeit*
- *Sicherheitsgewinn*

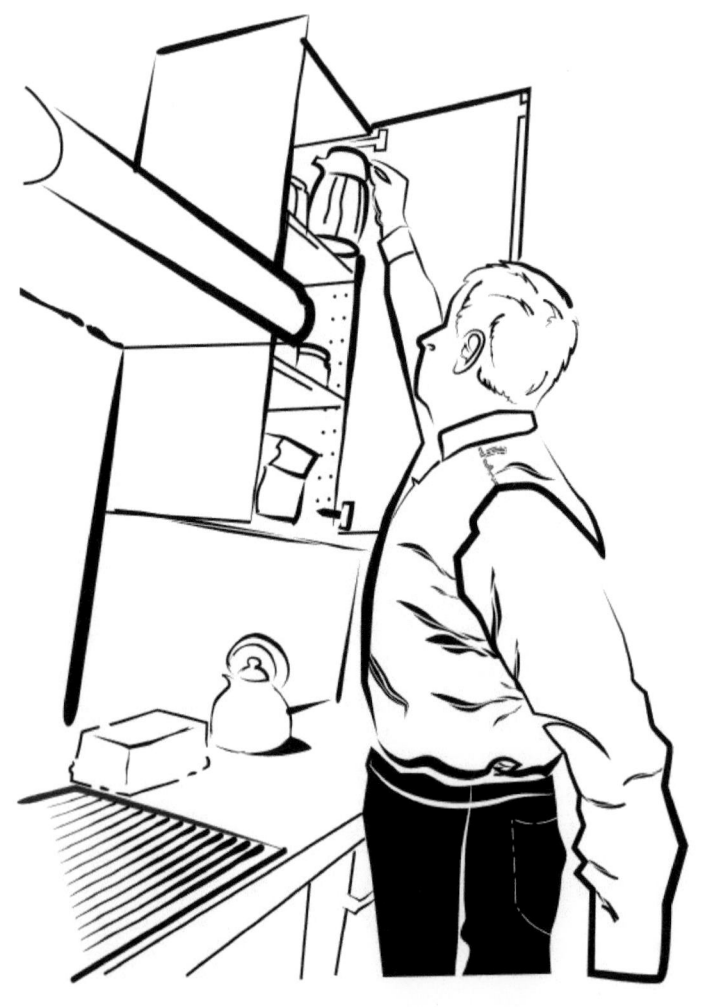

Therapeutisch Beeren und Obst pflücken

Anfangs war es mir nach dem Schlaganfall nicht mehr möglich, etwas zu ertasten. Ich hatte kein Gefühl – auch nicht in den Händen.

Einmal habe ich ein Erlebnis gehabt, das mir noch heute den kalten Schauer über den Rücken treibt.
Ich habe ein Trinkglas – ohne was zu spüren – einfach zerdrückt!

Das Essen von Beeren oder Obst direkt vom Stock oder Baum – etwas, das ich seit meiner Kinderzeit gern getan habe – war natürlich auch nicht mehr möglich.
Ich habe alles Weiche zu Matsch zerdrückt, bevor ich es in den Mund stecken habe können.

„Das kann so nicht weitergehen" habe ich mir gesagt. „Wie könnte ich wieder Gefühl in meine Hände bringen?" habe ich mich just zu jenem Zeitpunkt gefragt, als die Ribisel reif waren.

Nachdem wir morgens Müsli essen und vor unserer Wohnung Ribiselstöcke wachsen, habe ich beschlossen, die Beeren fürs Frühstück selber zu pflücken. – es zumindest zu versuchen!

Am Anfang zielte ich bei diesen „Greifübungen" nur auf die Stengel der Rispen mit den Beeren. – sozusagen ein „Zielgreifen nach unverfänglichen Objekten"

Als aber keine Rispen mehr am Stock waren, musste ich mich auch an den einzelnen Beeren versuchen. Die waren noch dazu reif und weich.

Natürlich habe ich die ersten zerdrückt.

„Ich kann keine mehr Beeren pflücken." – ich wollte schon aufgeben.

Auf einmal ist es mir aber gelungen, eine Beere – noch dazu eine weiche – heil in den Becher zu werfen.

Ab da habe ich nicht mehr lockergelassen.

Ich habe meine Übungen – das Beerenpflücken – intensiviert. Die Sensibilität der Hände ist zum Teil wieder zurückgekehrt. Zumindest so stark, dass ich das

Beeren- und Obstpflücken und -essen wieder genießen kann!

Auf was kommt es mir dabei an?

- *Gleichgewicht halten, während ich stehe, mich strecke und gleichzeitig was anderes tue*
- *tasten – Sensibilität in den Händen*
- *Konzentration*
- *Ausdauer*

Was habe ich bis jetzt erreicht?

- *Gleichgewichtssicherheit auf unebenem Boden und in besonderen Stellungen*
- *Fortschritte beim Greifen*

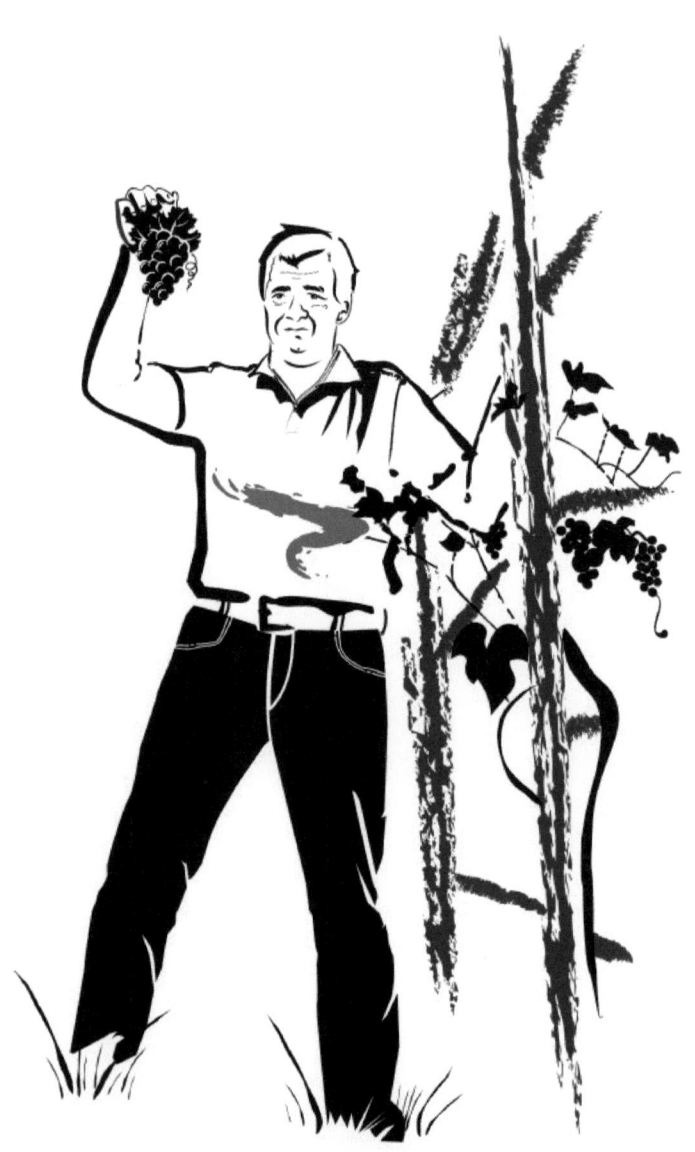

Therapeutisch fotografieren

Schöne Bilder habe ich gern. Ich habe schon seit Jahrzehnten mit Freude fotografiert. Jäger war ich auch. Ich bin überhaupt gern in der Natur!

Nachdem es zu gefährlich gewesen wäre, wenn ich mit dem Jagdgewehr hantiert hätte und weil ich gerne fotografiere, war es naheliegend, dass ich nach dem Schlaganfall anstatt des Jagdgewehres den Fotoapparat zur Hand genommen habe!

Meine Therapie im Alltag ist „fotografieren" und „fotopirschen" geworden.
Beides mache ich leidenschaftlich gern.
Und das Beste daran: Ich war der Natur noch nie näher!

Das Fotografieren ist eine Herausforderung – gleich in mehrfacher Weise: Bedienen der Kamera … Halten des Gleichgewichts – besonders wenn ich stehend fotografiere … Zeitdruck ….

Ich kann – zwar mit Einschränkungen – wieder das tun, was mir Freude bereitet! – wunderbar – nicht?

Auf was kommt es mir dabei an?

- *aufs Greifen – Bedienen des Fotoapparates*
- *gleichzeitige Konzentration auf Mehreres*
- *Gleichgewicht bei gleichzeitigem Knipsen*

Was habe ich bis jetzt erreicht?

- *viele schöne Fotos*
- *Abenteuer, die ich nicht missen will*
- *Sicherheit*
- *sich ständig verbesserndes Gleichgewicht*

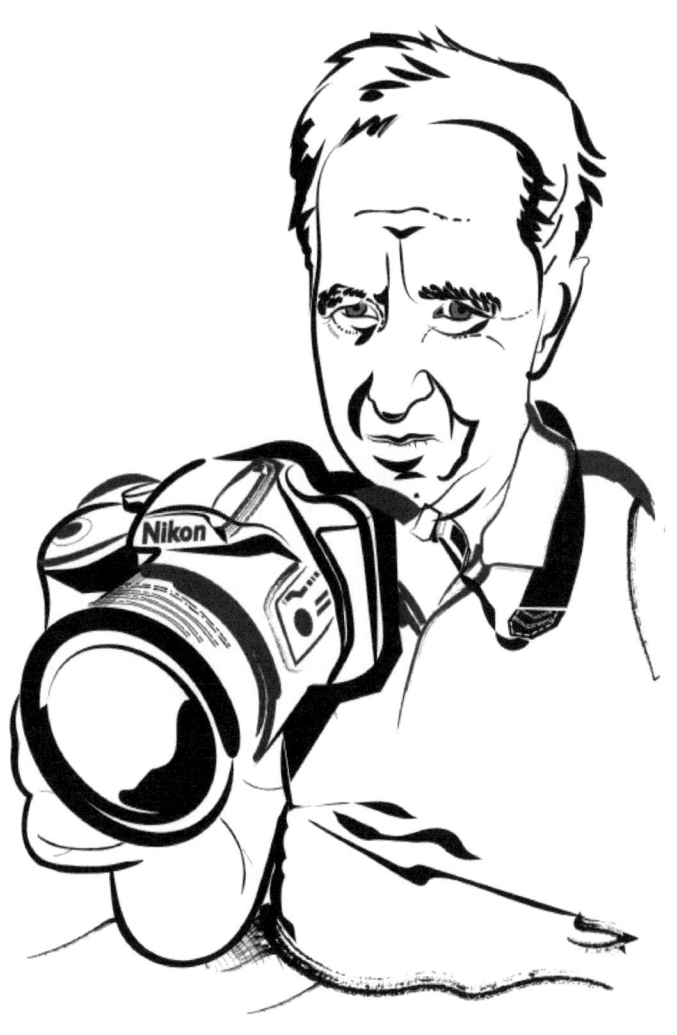

Therapeutisch mit dem Dreirad fahren

Freiheit, Unabhängigkeit und ein persönlicher Mobilitätsbereich, der über das für mich zu Fuß Erreichbare hinausgeht, waren große Wünsche für mich nach der Krankheit. Ich habe Tag und Nacht davon geträumt und allen in meiner Umgebung leidgetan. Es hatte auch niemand was dagegen, als ich ein Erwachsenendreirad gekauft habe.

Einziger Schönheitsfehler:
Ich konnte nicht damit fahren!

Wochenlang stand es, ohne benutzt zu werden, in der Garage. Ich habe mich gefreut, dass ich es habe, war aber auch unglücklich, weil ich befürchtet habe, dass es – wenn es so weitergeht – für immer unbenutzt bleiben könnte.
Voller Sehnsucht war ich oft in der Garage, habe es angeschaut, versucht, mich draufzusetzen und mir

vorgestellt, wie schön es wäre, wenn ich damit fahren könnte.

Irgendwann habe ich genug von dieser Träumerei gehabt.
„Das hat keinen Sinn!"

Der Grund, wieso ich nicht damit fahren konnte, war die Tatsache, dass ich das Gleichgewicht nicht halten konnte!

„Wir haben ja ein aufblasbares Sitzpolsterl!" ist mir eingefallen.
"Damit könnte ich Gleichgewichtsübungen machen!"

Das habe ich versucht.
Und richtig – es hat funktioniert!

„Auf dem Sitzpolsterl die Balance halten ... die Beine zusammen ... einen Fuß aufheben ... jetzt den anderen ... greife den Fahrradlenker an ... Handzeichen geben ... Achtung Kurve ..."

So habe ich angefangen, im Wohnzimmer „Rad zu fahren".

Zusätzlich habe ich am Ergometer geübt. Eines Tages habe ich es sogar geschafft, freihändig darauf zu sitzen und zu treten.

In der Folge habe ich das Dreirad in meine Übungen einbezogen. Nach der ersten Wackelei, ist es mir gelungen, ein paar Meter zu fahren. – aber natürlich nur ganz langsam!

Dieser Erfolg hat mich aber trotzdem beflügelt.
Ich habe wie ein Besessener weitergeübt: Gleichgewicht auf dem Sitzpolsterl trainieren, Ergometer treten und Dreiradfahren!

Meine ersten Versuche mit dem Dreirad habe ich im Park gemacht – natürlich aber nur, wenn sonst niemand da war.

Mit der Zeit bin ich sicherer geworden, habe angefangen, schneller zu fahren, Handzeichen zu geben und mich schließlich sogar auf die Straße gewagt!

Seither ist meine Welt anders geworden:
Ich kann mit meinem Dreirad fahren!
Wohin und wann ich will!
Ich fühle mich – ohne dass ich Autofahren kann – frei und unabhängig!

Auf was kommt es mir dabei an?

- *auf die koordinierte Bewegung*
- *auf die Fähigkeit zum Gleichgewichthalten*
- *auf die Steigerung der Kondition*
- *auf die persönliche Mobilität*
- *auf das "Mehr" an Selbstbestimmung und Freiheit*

Was habe ich bis jetzt erreicht?

- *Generell: Ich kann mit dem Dreirad fahren!*
- *Genuss – selbstbestimmte Mobilität*
- *Freiheit und Unabhängigkeit – mein "neuer Mobilitätsradius"*

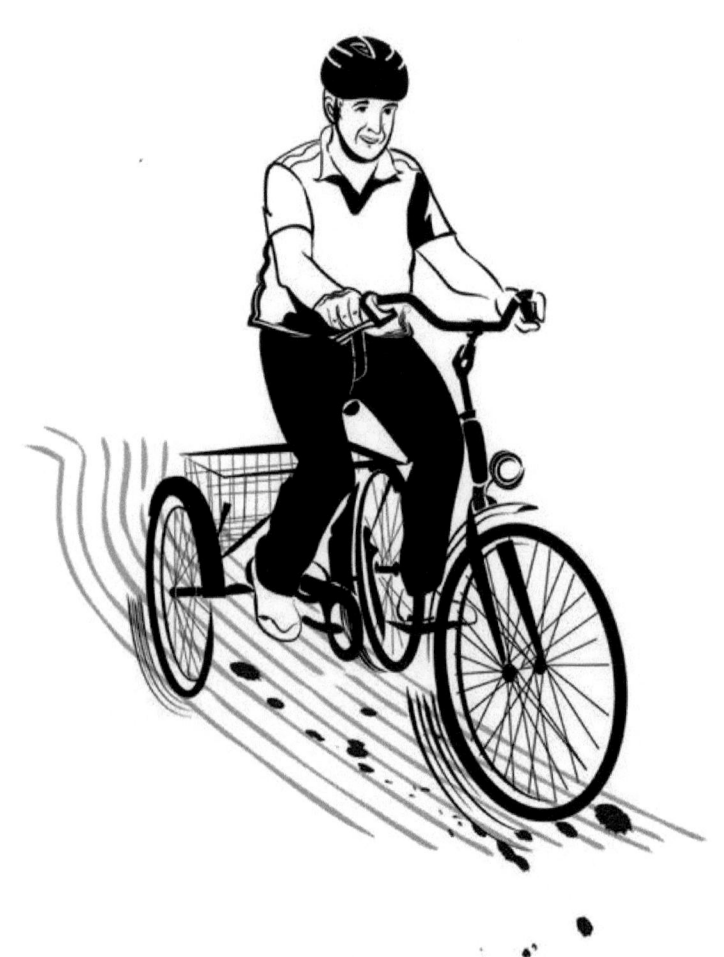

Therapeutisch Schwammerlsuchen

In den ersten Monaten nach dem Schlaganfall habe ich nicht angenommen, dass ich jemals wieder in den Wald gehen könnte.

Gehen – besonders das Gehen im „freien Gelände" – war undenkbar! Um das hat es mir unendlich leidgetan!

Einige Monate später ist es mir dann aber doch gelungen, dass ich – zwar mühsam und wackelig – auf ebenem Boden ein paar Schritte habe gehen können. – das hat mir Hoffnung gemacht!

Ich habe gehofft, dass es möglich werden könnte, dass mein Gehen besser und die Gehstrecken länger werden könnten! Jeder Schritt, der mir gelungen ist, hat meinen Mut und meine Sicherheit wachsen lassen!

Ich habe mich an die Übungen in der Physiotherapie erinnert. Damals ist es um mein Gleichgewicht gegangen.

„Ich könnte ja mit Timmi – unserem Hund – zu gehen probieren"

Das ist ganz gut gegangen. Timmi war sozusagen „mein Therapiehund".

Nach einigen Monaten habe ich mich zu einem weiteren „Abenteuer" entschlossen:

Ich habe ihn am Gürtel angebunden und mich mit Wanderstöcken in leichtes Gelände abseits der Wege gewagt! – Am Anfang nur ins Flache ohne Hindernisse.

Als ich aber gesehen habe, dass ich das bewältigen kann, ist meine „Abenteuerlust" noch einmal gewachsen.

Ich habe mich in steileres Gelände gewagt.

Timmi, der einmal nach links und dann wieder nach rechts gezogen hat, ist mein „Gleichgewichtstrainer" gewesen.

Und dass ich beim Schwammerlsuchen herumschauen musste und mich nicht nur auf die wenigen Meter vor meinen Füssen konzentrieren musste, hat diese Übung noch zusätzlich erweitert.

Heute genieße ich es, dass ich wieder in den Wald gehen kann.

Fast jeden Tag mache ich eine „therapeutische Schwammerlrunde", eine „Fotorunde" oder einfach nur eine „Gehrunde".

Auf was kommt es mir dabei an?

- *angstfreies Gehen im freien Gelände*
- *Kondition*
- *gesteigerte Trittsicherheit*
- *Selbsteinschätzung*
- *Entspannung in der Natur*
- *Gleichgewicht bei gleichzeitigem Rundumblick*

Was habe ich bis jetzt erreicht?

- *Ich kann mich in das Gelände wagen*
- *Ich lerne meine Grenzen immer wieder neu kennen*
- *Mein Gleichgewicht verbessert sich laufend*
- *Ich erlebe viele beglückende Momente*

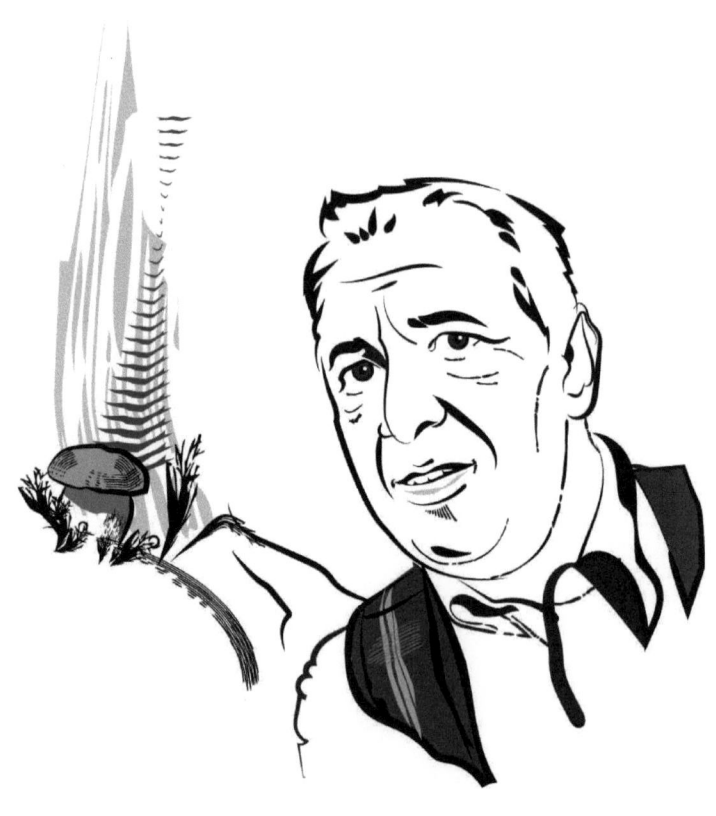